EXTRAIT DES ANNALES D'HYGIÈNE ET DE MÉDECINE LÉGALE.
2e SÉRIE, 1861. — TOME XV. 2e PARTIE.

FALSIFICATION DES VINS PAR L'ALUN,

Par M. Z. ROUSSIN,
Professeur agrégé de chimie à l'École impériale du Val-de-Grâce.

Il en est des falsifications des denrées alimentaires comme de la plupart des erreurs humaines : dès que l'on cesse de les combattre, elles deviennent envahissantes. Timides et inquiets dans le début, les falsificateurs arrivent à croire, par une longue habitude, à la légitimité de leurs mélanges, affichent audacieusement leur sécurité, proclament par toutes les voies de la réclame l'innocuité et les qualités souveraines de leur poison, et semblent réclamer l'impunité comme un droit. L'excès de cette confiance et de leur impudence est tel, qu'il parvient même à obscurcir dans les meilleurs esprits les saines notions du juste, et à renverser les lois les plus élémentaires de l'hygiène publique.

Il convient, dans ces moments de défaillance, d'appeler de nouveau l'attention sur ces honteux abus, et de rassurer la conscience publique. Il est du devoir de la science et des hommes qui se préoccupent de la santé publique, de appeler aux gardiens de la loi, que les préceptes de l'hygiène générale n'ont pas varié, et que de tel poison n'a pu se changer, au gré des falsificateurs, et par le seul fait d'une impunité plus apparente que réelle, en une substance inoffensive.

C'est dans ce but que nous publions la relation du fait qui va suivre, et les principaux résultats du rapport de chimie légale destiné à éclairer la justice.

Le sieur S... L..., industriel à T...; envoya à l'exposition de Blois de 1858, un liquide qu'il présentait comme conservateur des vins. Nous ignorons quelles expériences furent faites, quels renseignements furent pris par le jury, quelle était même la compétence des juges. Quoi qu'il en soit, le sieur S... L... reçut une mention honorable pour son liquide, dit conservateur.

Fort de cette récompense, le sieur S... L... s'empresse d'établir des prospectus et de faire connaître son invention par la voie des journaux.

Nous donnons ici la copie d'un de ces prospectus, qui nous a été transmis par M. le juge d'instruction de T...

EAU CONSERVATRICE DES VINS DE TOUTES SORTES.

« Cette eau a la propriété de rétablir les vins qui commencent » à être piqués ou poussés. S'ils le sont entièrement, elle les arrête » et les améliore. Elle enlève aussi le goût de fût et de moisi, » dégraisse les vins blancs : ceux qui sont roux, elle les rend » clairs et limpides. Cette eau est aussi très bonne pour coller » le vin, elle le clarifie d'une manière toute particulière et le » garantit de toute altération. Tous les témoignages attestent » l'efficacité et la salubrité de cette eau,

» *Manière de s'en servir*. — Pour 230 litres de vin malade, » il suffit de le soutirer dans un fût net de goût, dans lequel » on fera préalablement brûler une mèche soufrée de 3 centimètres environ, remplir aux trois quarts, et y mettre un » litre d'eau conservatrice, bien battre le tout avec un fouet » à vin pendant quelques minutes; finir de remplir le tonneau; » le battre encore; le bonder et laisser reposer un mois » au moins. Après cette opération, votre vin sera revenu à » son état naturel et ne bougera plus, même à la chaleur.

» *Pour dégraisser les vins blancs*. — Il suffit de mettre dans » une barrique une bouteille de cette eau; après avoir tiré » quelques litres de vin, le bien battre; remplir ensuite avec » ce que l'on a retiré, bien bonder; trois semaines après,

» votre vin est clair et limpide, bon à mettre en bouteilles.

» NOTA. — Cette eau a aussi l'avantage de faire supporter » au vin le voyage de la plus longue durée, sans qu'il éprouve » la moindre altération. Dans ce cas, il faut ajouter à chaque » barrique de vin, lorsqu'on le soutire, une bouteille d'eau » conservatrice, et on peut ensuite l'expédier sans la moindre » inquiétude. »

Qui pouvait trouver mauvais que le sieur S... L... débitât ouvertement une drogue récompensée par le jury de Blois? Il arriva cependant qu'au bout de deux années, le parquet de T... s'inquiéta de la vente de cette composition, et, incomplétement édifié sans doute par les allégations du prospectus, chargea M. B... de vérifier la composition de ce liquide et de donner son avis sur son degré de salubrité. A la suite d'un rapport aussi remarquable par la précision des résultats que par la netteté des conclusions, le sieur S... L... fut appelé à donner des explications qui laissèrent sans doute le parquet de T... dans une fâcheuse indécision. Une nouvelle expertise fut ordonnée, et les liquides, envoyés au parquet du procureur impérial de la Seine, nous furent confiés avec la commission rogatoire qui précisait exactement de quelle nature devaient être nos opérations. A la suite d'expériences nombreuses et de renseignements de toute sorte, nous dressâmes le rapport suivant que nous transcrivons textuellement :

Nous, François-Zacharie Roussin, etc. ...., commis par...... à l'effet de vérifier si les substances contenues dans l'eau conservatrice des vins, composée, au dire du sieur S... L... de 100 grammes d'alun et de 100 grammes de sel par chaque litre d'eau, dans lequel on fait encore infuser une certaine quantité de feuilles de laurier et d'iris, sont de nature à nuire à la santé, si un litre de cette eau mis dans un fût de 230 litres de vin, peut produire des effets pernicieux pour la santé, et si la vente d'une pareille composition peut être autorisée ;

Serment préalablement prêté, avons fait retirer du greffe

et transporter à notre laboratoire du Val-de-Grâce une caisse envoyée au parquet de la Seine par les soins de M. le juge d'instruction de l'arrondissement de T..., et renfermant les liquides à examiner.

Le présent rapport constate et résume les opérations de notre analyse, exécutée en vue de répondre aux questions de M. le juge d'instruction.

La caisse de bois blanc renferme deux bouteilles de verre vert, jaugeant un litre chacune. Le bouchon de chacune de ces bouteilles porte intact le cachet de M. le commissaire de police. Sur les étiquettes on lit : *Eau conservatrice pour les vins, de S... L..., de T.....* (*inventeur*). Elles renferment un liquide qui sera l'objet de notre examen.

Pour éviter toute confusion, nous avons inscrit le n° 1 sur l'étiquette de l'une de ces bouteilles, et le n° 2 sur l'autre. Ces deux pièces à conviction seront examinées séparément.

EXAMEN DU LIQUIDE N° 1.

Ce liquide est légèrement ambré, renfermant en suspension quelques végétations cryptogamiques. Son odeur est nulle ; sa saveur styptique, astringente et fortement salée. Son poids spécifique, déterminé à l'aide du flacon à densité, a donné le chiffre de 1,125.

Le liquide rougit énergiquement le papier de tournesol. Si l'on essaye de l'évaporer au bain-marie, dans une capsule de platine ou de porcelaine, il se concentre seulement jusqu'à un certain degré, et l'on reconnaît bientôt l'impossibilité de l'amener par cette voie à un état complet de dessiccation. Une température supérieure amène la décomposition du résidu. Il se dégage des vapeurs abondantes d'acide chlorhydrique, tandis que la masse saline se colore en noir par une carbonisation commençante. Si l'on porte la chaleur au rouge sombre, le charbon brûle ; la masse saline blanchit, et il reste un résidu infusible, blanc, grenu, en partie soluble dans l'eau.

Ce premier essai indique déjà dans ce liquide la présence de petites quantités de matière organique.

L'azotate d'argent donne avec le liquide du sieur S.., L... un précipité blanc, insoluble dans l'acide azotique bouillant, soluble dans l'ammoniaque.

L'azotate de baryte donne un précipité blanc insoluble dans l'acide chlorhydrique.

L'ammoniaque détermine dans ce liquide la formation d'un précipité blanc, gélatineux, insoluble dans un excès de réactif, soluble dans la potasse caustique.

Une parcelle du résidu salin donne au chalumeau les réactions de la soude avec une grande netteté.

La potasse caustique, même en solution étendue, détermine à l'ébullition un dégagement notable d'ammoniaque.

Le bichlorure de platine donne avec le liquide un précipité jaune que nous avons facilement reconnu pour un mélange de chloroplatinate de potasse et d'ammoniaque.

L'ensemble de ces réactions, qui sont fort caractéristiques, suffit pour déceler dans ce liquide les éléments de l'alun à base de potasse et d'ammoniaque, et ceux du chlorure de sodium (sel ordinaire). Si par des réactions convenablement employées, on isole successivement chacun de ces principes constituants, on arrive à la conviction que le liquide du sieur S... L... ne contient pas autre chose que les éléments ci-dessus indiqués, accompagnés d'une petite quantité de matières organiques solubles, qui peuvent provenir de l'infusion des feuilles de laurier et de la racine d'iris que le sieur S... L... déclare employer dans la fabrication de son liquide conservateur.

DOSAGE DES ÉLÉMENTS SALINS DU LIQUIDE N° 1.

Dosage du chlore. — Pour effectuer ce dosage, nous avons

opéré sur 10 cent. cubes de liquide que nous avons étendu de 200 cent. cubes d'eau distillée, et de 10 cent. cubes d'acide azotique pur. La précipitation effectuée à l'aide d'un léger excès d'azotate d'argent, nous avons lavé le précipité à plusieurs reprises, recueilli dans un petit filtre de papier Berzelius de 8 cent. carrés environ (laissant à peine 3 milligrammes de cendres), et finalement desséché complétement au bain-marie. Le filtre et son contenu ont été alors déposés dans une petite capsule de porcelaine exactement tarée. Après incinération complète du filtre et la fusion du chlorure d'argent, nous avons laissé refroidir la capsule et nous l'avons pesée.

Nous avons répété ce dosage une seconde fois, et nous avons obtenus de la sorte les résultats suivants :

Première expérience. — 10 cent. cubes du liquide S... L.... ont donné 3^{gr},11 de chlorure d'argent, correspondant à 128 grammes de chlorure de sodium (sel ordinaire) par litre.

Deuxième expérience. — 10 cent. cubes du liquide S... L... ont donné 3^{gr},12 de chlorure d'argent, correspondant environ à 126 grammes de sel par litre.

Ces deux dosages sont aussi concordants que possible, pour une analyse de cette nature.

Dosage de l'acide sulfurique. — 10 cent. cubes du liquide S... L... ont été étendus de vingt fois leur volume d'eau distillée et de quelques grammes d'acide chlorhydrique pur. Ce liquide porté à l'ébullition est précipité complétement par une solution limpide de chlorure de baryum. Après vingt-quatre heures de repos on jette d'abord le liquide surnageant sur un petit filtre de papier Berzelius, puis on délaye le précipité dans une petite quantité d'eau distillée, et on le réunit sur le filtre : les dernières traces du précipité sont enlevées avec une légère barbe de plume et de l'eau distillée employée jusqu'à épuisement complet de toutes les parties solubles. Le petit filtre renfermant le sulfate de baryte est desséché à l'étuve et calciné dans une petite capsule de porcelaine jusqu'à complète incinération du filtre. Le résidu est arrosé de quelques gouttes d'acide azotique et calciné de nouveau, puis on en détermine le poids à la balance de précision. Nous donnons ici le résultat de nos deux expériences.

Première expérience. — 10 cent. cubes du liquide S... L... nous ont donné $0^{gr},98$ de sulfate de baryte, correspondant à $99^{gr},6$ d'alun à base de potasse cristallisé par litre.

Deuxième expérience. — 10 cent. cubes du liquide S... L... ont donné $1^{gr},015$ de sulfate de baryte, correspondant à 104 grammes d'alun par litre.

Ces deux dosages sont assez concordants pour qu'il soit inutile d'en tenter un troisième.

Dosage de l'alumine. — Le dosage de l'alumine est effectué de la façon suivante : 10 cent. cubes du liquide S... L... ont été introduits dans une capsule de porcelaine avec 100 cent. cubes d'eau distillée, et le mélange porté à l'ébullition est précipité par un excès de sulfhydrate d'ammoniaque fraîchement préparé. Après une ébullition de quelques minutes, le liquide est jeté sur un petit filtre de papier Berzelius, et le précipité lavé jusqu'à épuisement de toute matière soluble. Le filtre desséché au bain-marie est calciné dans une petite capsule de porcelaine jusqu'à destruction complète de toute parcelle charbonneuse. On détermine alors par la balance le poids du résidu. Le poids s'est trouvé de 0,136, correspondant environ à 127 grammes d'alun à base de potasse cristallisé par litre.

EXAMEN DU LIQUIDE N° 2.

Le liquide n° 2 présente les mêmes caractères physiques que le liquide n° 1 : même odeur, même saveur, même couleur, même action sur le papier de tournesol et les divers réactifs. Sa pesanteur spécifique seule est différente. Elle a été trouvée de 1,105, ce qui indique une grande différence dans la proportion des matières solubles de ce liquide.

Nous avons répété avec ce liquide les dosages et analyses indiqués ci-dessus, à propos du n° 1.

Dosage du chlore. — Première expérience. — 10 cent. cubes de liquide ont fourni 3gr,04 de chlorure d'argent, correspondant à 120 grammes de chlorure de sodium par litre.

Deuxième expérience. — 10 cent. cub. de liquide ont fourni 3gr,08 de chlorure d'argent, correspondant à 124 grammes de chlorure de sodium par litre.

Dosage de l'acide sulfurique. — Première expérience. — 10 cent. cubes de liquide ont fourni 0,60 de sulfate de baryte, correspondant à 60gr,7 d'alun cristallisé par litre.

Deuxième expérience. — 10 cent. cubes de liquide ont fourni 0,615 de sulfate de baryte, correspondant à 62 grammes d'alun cristallisé par litre.

Dosage de l'alumine. — 10 centimètres cubes de liquide ont fourni 0,141 d'alumine calcinée, correspondant environ à 130 grammes d'alun cristallisé par litre.

DISCUSSION DES ANALYSES.

Supposons qu'un litre de solution saline ait été formé avec 100 grammes de sel ordinaire et 100 grammes d'alun cristallisé ; abandonnons ce mélange au repos dans un endroit frais, dans une cave par exemple : il arrivera ou qu'aucun dépôt cristallisé ne se formera, et, dans ce cas, la quantité des matières salines en solution demeurera invariable ; ou bien il pourra arriver que, par suite d'un long repos et d'un abaissement suffisant de température, il se produise une réaction intestine entre les divers éléments salins du liquide. Dans ce cas, il pourra se déposer des cristaux en proportion fort variable. Alors, si l'on analyse le liquide surnageant, il ne présentera plus la même composition qu'avant la formation du dépôt cristallisé. Sur quels éléments en particulier porte la décomposition des deux sels réagissants, et quels sont les éléments qui se déposent ? On peut s'assurer directement, par un abaissement artificiel de la température, que ce liquide dépose une grande proportion de cristaux de sulfate de soude et de sulfate de potasse, sans mélange sensible d'un autre sel.

Ces considérations théoriques et expérimentales nous conduisent aux conséquences suivantes :

1° La composition d'un liquide formé par litre de 100 grammes de sel et de 100 grammes d'alun ordinaire, est fort variable, suivant la température et l'époque plus ou moins récente de sa préparation. Par suite de ces deux circonstances, cette solution laisse déposer des cristaux.

2° La solution précédente qui laisse déposer des cristaux, s'appauvrit en acide sulfurique, soude et potasse. Elle conserve tout son chlore et son alumine. La proportion de ces deux dernières substances augmente même dans la solution, par suite de la séparation d'un corps solide.

En partant de ces données, nous voyons que les deux éléments chlore et alumine peuvent seuls nous indiquer, à peu près, en quelles proportions ont été employés le sel et l'alun dans la préparation du liquide de S.... L ...

Le liquide n° 1 nous présente une teneur moyenne en sel marin de 127 grammes par litre.

Le dosage de l'alumine, dans ce même liquide, nous présente une teneur en alun précisément égale, c'est-à-dire 127 grammes par litre.

Le dosage de l'acide sulfurique de ce même liquide, n'accuse au contraire qu'une moyenne de 102 grammes d'alun par litre. Cette différence nous indique suffisamment qu'il a dû se déposer, soit du sulfate de soude, soit du sulfate de potasse, et, sans doute, un mélange de ces deux sels.

Le liquide S.... L.... n° 2, présente une teneur moyenne

de 122 grammes de sel ordinaire par litre. Ce même liquide, en partant du dosage de l'alumine, présente une teneur de 130 grammes d'alun cristallisé par litre.

Le dosage de l'acide sulfurique de ce liquide ne conduit qu'à une teneur en alun de 61 grammes par litre, preuve évidente qu'il a dû se déposer une grande quantité de cristaux de sulfate de potasse et de sulfate de soude.

La discussion attentive de ces deux analyses et la comparaison des résultats nous conduisent à admettre :

1° Les deux échantillons n° 1 et n° 2 du liquide S... L... ont été préparés avec des doses à peu près identiques de sel ordinaire et d'alun.

2° Ces deux liquides ont dû être conservés dans des vases différents, soumis à des températures variables, ou préparés depuis des temps inégaux. On arriverait encore à expliquer la différence qu'ils présentent, en admettant qu'on a puisé ces deux échantillons de liquide à deux époques différentes dans le même réservoir.

3° Il demeure hors de doute que les proportions de sel ordinaire et d'alun contenues dans un litre de liquide *dit conservateur des vins*, sont plus considérables que celles que le sieur S.... L.... accuse. Cette conséquence résulte surtout avec la plus grande évidence de l'analyse du liquide n° 1. Ce liquide en effet, même après la précipitation de notables quantités de sulfate de potasse et de sulfate de soude, accuse encore une proportion d'acide sulfurique correspondant à 102 grammes d'alun par litre.

ACTION DE L'ALUN SUR L'ÉCONOMIE.

L'action énergique de l'alun ordinaire sur l'économie se révèle immédiatement par le sens du goût. L'impression produite par l'ingestion de ce sel consiste en un sentiment d'astringence considérable qui, pénible d'abord, devient langereux, s'il persiste quelque temps. L'action spéciale de l'alun se manifeste surtout au contact des membranes muqueuses, larges surfaces absorbantes : la muqueuse de l'estomac est de ce nombre. Nul doute qu'à haute dose, l'alun ne constitue un agent véritablement toxique; nul doute encore qu'à dose faible, mais longtemps prolongée, ce sel ne modifie l'équilibre de l'économie, n'apporte un trouble fâcheux dans les organes et les fonctions de la digestion, et n'expose dès lors à de funestes conséquences.

Il est de notre devoir d'appuyer notre opinion du témoignage écrit de quelques savants :

« L'alun est un astringent très énergique : administré » à l'intérieur, il occasionne une sensation douloureuse dans » l'estomac, donne lieu à des coliques, à des nausées et à des » vomissements. » (BOUCHARDAT.)

« L'alun détermine une astriction très marquée sur la » surface muqueuse de la bouche et de la gorge ; il supprime » fréquemment la sécrétion muqueuse du conduit alimen- » taire. » (SCHWILGUÉ.)

« La nocuité de l'alun ne saurait être contestée, alors » même qu'on laisse aux animaux la faculté de vomir, puis- » qu'il détermine des vomissements souvent réitérés... Cette » expérience tend à faire croire que l'alun, mêlé aux vins, » pourrait, dans certaines circonstances, occasionner des » accidents. » (ORFILA.)

M. Flandin range l'alun au nombre des poisons minéraux.

Mahon, l'un de nos plus anciens toxicologistes, classe tous les sels d'alumine parmi les agents toxiques.

« Lorsqu'on met l'alun en contact avec un tissu qui con- » tient beaucoup de vaisseaux sanguins, on voit bientôt le » sang se retirer, la turgescence et en même temps la colo- » ration diminuent rapidement et le tissu paraît comme » flétri. Mais si l'alun a été mis en plus grande quantité sur » la partie, ou si son emploi a été fréquemment réitéré,

» cette astriction, cette flétrissure, dont nous venons de parler, » n'est pas de longue durée et bientôt succèdent des phéno- » mènes qui caractérisent une véritable inflammation. »

« A l'intérieur, l'alun pris à forte dose, de 1 à 4 grammes, » provoque des pincements d'estomac et de la difficulté de » digérer. » (TROUSSEAU et PIDOUX.)

Il est donc évident, par tous ces témoignages, que l'usage prolongé de l'alun, même à faible dose, peut être la cause d'accidents fort graves. Mais combien plus dangereuse encore deviendra l'ingestion de ce sel, lorsqu'il sera mélangé à un produit alimentaire d'un usage aussi général que le vin? La saveur ordinaire de ce liquide masque en grande partie la saveur astringente de l'alun, de telle sorte que des symptômes fâcheux peuvent se déclarer chez les consommateurs, des accidents survenir et se succéder, sans que l'on puisse soupçonner la vérité et éloigner l'agent toxique.

Le mélange de l'alun aux vins naturels, altérés, faibles de couleur ou clarifiés incomplétement est une manœuvre employée depuis des siècles. Mais c'est toujours dans l'ombre que ces sortes de mélanges étaient opérés par les marchands. On se cachait pour frelater et empoisonner une denrée alimentaire. Il était réservé à notre siècle de voir une semblable sophistication, un empoisonnement, jusqu'alors clandestin et toujours fort rare, venir s'étaler avec impudeur devant le public par toutes les voies de la publicité.

Il ne nous appartient pas de juger et de qualifier l'encouragement accordé au sieur S... L... à la suite d'une exposition locale. Il convient sans doute de faire la part d'une décision prise à la hâte, sans renseignements préalables, sans expérimentation suffisante, sans éléments scientifiques désirables. Nul doute que la mention honorable de Blois n'ait eu en vue de récompenser un liquide utile aux maladies des vins, mais non une composition malfaisante et d'un usage dangereux.

CONCLUSIONS.

Des expériences et considérations exposées dans ce rapport, il résulte comme conclusions définitives que :

1° La liqueur dite conservatrice des vins du sieur S... L... renferme par litre plus de 100 grammes de sel ordinaire et plus de 100 grammes d'alun cristallisé. Mais, vu le dépôt cristallin qui se sépare à la suite de la dissolution du mélange, et la constitution conséquemment variable du liquide, il est impossible de préciser exactement les quantités excédantes ;

2° De ces deux substances salines, l'alun seul présente une véritable action toxique (1). Ce sel à haute dose est un poison énergique. A faible dose longtemps prolongée, son action, pour être lente, n'en est pas moins désastreuse : son ingestion prolongée peut être la cause des désordres les plus graves;

3° Il est incontestable qu'un litre de la liqueur dite conservatrice des vins du sieur S.... L...., introduite dans un fût de 230 litres de vin, peut encore, à cet état de dilution, produire à la longue des effets pernicieux pour la santé;

4° Il n'est pas douteux que la vente d'une pareille composition doive être sévèrement prohibée.

Paris — Imprimerie de L. MARTINET, rue Mignon, 2.

BULLETIN BIBLIOGRAPHIQUE

DES SCIENCES

PHYSIQUES, NATURELLES

ET

MÉDICALES

PUBLIÉ

Par J.-B. BAILLIÈRE et FILS.

Notre but est de donner un Catalogue de tous les Livres publiés en France et des Livres les plus importants publiés à l'étranger sur les sciences physiques, naturelles et médicales, pour l'utilité des savants qui voudront se tenir au courant de tout ce qui paraît dans la spécialité de leurs études, et des libraires, qui trouveront réunis des renseignements souvent difficiles à rassembler.

Nous diviserons notre Bulletin en deux parties :

La PREMIÈRE PARTIE comprendra les publications nouvelles, sous les deux titres de *Livres* et *Publications périodiques*.

Pour les Livres, nous ferons connaître, d'après l'ouvrage lui-même, autant que possible, et quand nous ne le pourrons pas, d'après la Bibliographie de la France ou les Bibliographies étrangères, le titre, le format, le nombre de pages et de planches, le nom de l'éditeur, le prix en francs. Nous dirons où en est la publication des ouvrages par souscription, et à quelle époque elle a commencé. Nous donnerons, sans prix, le titre de quelques extraits des journaux, des mémoires des Sociétés savantes, importants par le nom de leur auteur, ou intéressants par leur sujet, qu'on ne peut trouver dans le commerce, mais que nos indications permettront toujours d'aller chercher dans les collections. Les traductions françaises de livres étrangers rentrent naturellement dans notre cadre ; quant aux traductions étrangères de livres français, nous citerons les plus importantes. Nous espérons ajouter de l'intérêt à notre Recueil, en rappelant quelquefois, à l'occasion d'un livre nouveau, les publications antérieures *du même auteur*, ou les principaux ouvrages qui ont paru précédemment *sur le même sujet*.

Pour les Publications périodiques, nous dirons à quelle époque elles ont commencé, à quelle année, à quel tome elles en sont, quel en est le prix, quels en sont les rédacteurs ; et pour quelques-unes des plus importantes, nous indiquerons les principales matières de l'année écoulée.

Dans la SECONDE PARTIE, nous donnerons une liste d'ouvrages anciens ou modernes, publiés en France ou à l'étranger, sur un sujet donné: les épidémies, l'histoire de la médecine, les accouchements, les maladies des femmes et des enfants, la médecine légale, l'anatomie pathologique, par exemple, sans toutefois avoir la prétention de publier une bibliographie complète sur la matière. Ce sera l'indication et la description des livres qui se trouvent dans nos magasins, et dont nous ferons connaître la condition et le prix.

Le *Bulletin bibliographique* paraît tous les trois mois par cahier de 2 à 3 feuilles in-8 (32 à 48 pages). Le prix de l'abonnement annuel est de 3 francs pour toute la France ; il varie pour l'étranger, d'après les conventions postales.

www.ingramcontent.com/pod-product-compliance
Ingram Content Group UK Ltd.
Pitfield, Milton Keynes, MK11 3LW, UK
UKHW020230200726
13856UKWH00004B/1689